AF296514

GILBERT BALLET

La Loi de 1838

devant le Sénat

8° T 66 — Imprimerie Tancrède.
497

Extrait du BULLETIN MÉDICAL du 7 mai 1913

LE PROJET DE RÉVISION

de la loi de 1838

relative aux aliénés.

*Observations présentées à l'Académie de médecine
à propos du projet soumis au Sénat.*

PAR

le Dr GILBERT BALLET

PROFESSEUR DE CLINIQUE PSYCHIATRIQUE A LA FACULTÉ

MEMBRE DE L'ACADÉMIE DE MÉDECINE

PARIS

IMPRIMERIE TYPOGRAPHIQUE R. TANCRÈDE

15, rue de Verneuil, 15

1913

QUELQUES OBSERVATIONS

à propos du projet de

Revision de la loi de 1838 sur les aliénés

voté par la Chambre des députés et soumis au Sénat (1)

L'Académie ne s'étonnera pas que je me sois décidé à lui soumettre quelques observations, à mon sens nécessaires, au sujet du projet de révision de la loi de 1838 sur les aliénés, voté par la Chambre des députés et actuellement soumis au Sénat. Elle comprendra qu'un projet de cette nature, qui vise le régime applicable à une catégorie nombreuse de malades, sollicite l'intérêt des médecins : les objections, dont plusieurs de ses articles me semblent passibles, ne sauraient avoir plus de poids que présentées ici. J'ajoute que, par une heureuse circonstance, le président et rapporteur de la commission sénatoriale chargée de préparer et de présenter le projet, est un de nos collègues, M. le sénateur Paul Strauss, et que, de ce fait, ce qui se dira ici pour ou contre la loi, a chance d'avoir plus d'influence sur la discussion et le vote du Sénat.

Une autre raison encore m'a déterminé à prendre la parole. Avant d'arrêter les termes de son rapport, la commission du Sénat, dans un sentiment de prudence et de sagesse auquel je suis heureux de rendre hommage, avait cru devoir solliciter l'avis de quelques psychiatres. Notre collègue, M. Magnan, je crois, et moi-même avions été invités à déposer devant elle. Mais depuis notre comparution, des circonstances fâcheuses, la mort du président, la non réélection du rapporteur, y ont amené des modifications qui, je le crains bien, auront fait disparaître le souvenir des observations que nous lui avions présentées. C'est

---

(1) Communication faite à l'Académie de Médecine, séance du 6 mai 1913.

un motif suffisant pour que je crois. de mon devoir de rappeler ici quelques-unes de celles que, pour ma part, j'avais jugé opportun de lui soumettre.

Pour apprécier une loi relative au régime des aliénés, il importe d'avoir présent à l'esprit qu'elle doit être d'une part une *loi d'assistance*, puisqu'elle vise des malades, d'autre part une *loi de protection sociale* puisque quelques-uns de ces malades sont des malades dangereux. Il ne faut pas perdre de vue, d'autre part, qu'un certain nombre — je dis un certain nombre — d'entr'eux sont des malades différents des autres en ce que, inconscients de leur maladie, ils n'acceptent pas les soins dont ils ont besoin et protestent contre les mesures que ces soins exigent ; d'où, dans leur intérêt même, la nécessité de les leur imposer.

Malades *dangereux*, contre lesquels il faut se protéger; malades *protestataires*, nettement et formellement protestataires, auxquels il est nécessaire d'imposer le traitement ; malades susceptibles simplement *d'assistance*, voilà donc trois catégories dont la loi doit tenir compte : ce qui exige trois régimes différents. Soumettre aux mêmes formalités légales les malades des trois groupes aboutirait ou à défendre insuffisamment la société, ou à entourer de garanties insuffisantes l'atteinte obligée à la liberté individuelle, ou à imposer sans nécessité, ce qui ne serait pas moins grave, des mesures vexatoires à des malades et à des familles dignes de pitié.

Tous nous avons ici le souci de la sécurité sociale, tous, et les psychiatres comme les autres, nous avons le souci de la liberté individuelle, mais tous aussi nous devons avoir, avec le respect de l'infortune, la préoccupation de ne pas aggraver par des obligations légales, qu'aucun intérêt ne justifierait, la douloureuse situation des psychopathes et les ennuis de leurs proches.

A cet égard le projet de loi soumis au Sénat est-il de nature à nous donner satisfaction? C'est ce que je n'hésite pas à contester.

*_**

Certes, la loi de 1838 n'est pas parfaite. Ce n'est pas qu'elle se prête, comme on l'a dit, aux prétendues séquestrations arbitraires. Nous attendons encore que ceux qui, au Parlement ou dans la presse, en parlent si allègrement, apportent à l'appui de leurs affirmations d'autres exemples que les trois cités partout et qui (je ne veux pas rappeler les noms propres) visent un persécuté persécuteur typique, un maniaque classique et une débile mentale avérée. Invités à donner des preuves, ceux qui parlent le plus haut des internements illicites en sont d'ordinaire réduits à se dérober plus ou moins prestement, comme cet éminent écrivain, l'une des plus hautes illustrations de notre littérature (c'est pour cela que je le cite) qui, à une question indiscrète que je lui avais posée, à la suite d'un de ses articles, me répondait : « Le ton de certitude que j'ai eu dans mon article m'a été inspiré par le souvenir d'événements de famille que je ne tiens pas à publier et que vous me permettrez de garder pour moi, au risque de passer pour avoir parlé sans documentation ». Je lui demandais des faits, je n'exigeais pas des noms.

Le vice de la loi de 1838 est ailleurs. Quelle qu'ait été l'intention de ceux qui la conçurent, en pratique et sauf dans quelques départements particulièrement importants, comme la Seine, on a fait d'une loi, qui est à quelques égards une loi d'assistance, une loi de simple protection contre les aliénés gênants ou dangereux; dans la plupart des asiles, en effet, il n'y a guère que des placements d'office, c'est-à-dire ordonnés par l'autorité publique. A ce point de vue, le projet soumis au Sénat marquerait un progrès réel. En effet, le paragraphe premier de l'article 3 est ainsi conçu : « L'assistance et les soins nécessaires aux malades atteints d'affections mentales des deux sexes (il vaudrait mieux dire : aux malades des deux sexes atteints d'affections mentales) sont obligatoires ». Je n'ai pas besoin d'insister pour montrer combien cette rédaction est préférable, parce que plus humanitaire et plus philanthropique, à celle du projet voté par la Chambre et qui dit : « L'assistance et les soins nécessaires aux aliénés sont obligatoires ». La Chambre propose d'assister les seuls *aliénés*, la commission du Sénat tous les malades atteints d'*affections mentales* ; les médecins ne se tromperont pas sur la différence : une loi qui viserait les seuls aliénés deviendrait, par la force des choses, comme celle de 1838,

une simple loi de sécurité publique ; au contraire, une loi
visant tous les malades affectés de troubles mentaux est bien
une loi d'assistance. Mais la commission du Sénat a-t-elle
vu où devait la conduire sa rédaction généreuse ? « Le texte
nouveau, dit M. Paul Strauss, a pour principale innovation
d'obliger le département à posséder un établissement public
ou de traiter avec un établissement public d'un autre département », au lieu qu'il puisse le faire avec un établissement
privé, comme le permettait la loi de 1838. J'y vois une autre
innovation d'une portée sociale très haute et, par conséquent,
très louable. Ce ne sont plus seulement les délirants redou-
tables à un titre quelconque pour la communauté, que l'asile
pourra désormais recueillir, ce seront tous les malades
atteints « d'affections mentales » de toutes formes, qui auront besoin d'être assistés et traités : malades affectés de con-
fusion mentale toxi infectieuse, mélancoliques, obsédés de
toute nature, déments précoces inoffensifs, hystériques, d'autres encore. Médecin, je ne puis pas ne pas applaudir aux
intentions généreuses de la commission du Sénat qui, si
elles se réalisaient, ce que j'espère, constitueraient, il ne faut
pas se le dissimuler, un acheminement vers l'assistance obli-
gatoire de tous les infirmes ou malades indigents.

Mais je demande à la commission du Sénat et à son éminent président de ne pas reprendre d'une main ce qu'ils semblent vouloir donner de l'autre, et leur philanthropie ᴗ rait
un leurre, que M. P. Strauss me permette de le dire, s'ils
mettaient à l'assistance des conditions inacceptables pour
ceux qui ne seraient pas contraints de s'y soumettre. Or,
c'est hélas, je vais le montrer, ce que fait le projet de révision proposé.

Je ne demande pas pour les malades atteints « d'affection
mentale » la mise en pratique actuelle de la formule que je
crois fermement être celle de l'avenir, d'un avenir où l'on
aura pour les malheureux dont il s'agit, et pour leur famille,
plus de pitié et de générosité. Cette formule, je l'ai dite ici :
*le psychopathe aigu à l'hôpital, le psychopathe chronique à
l'hospice ou à la colonie.* Les législateurs de 1838 n'avaient
pas prévu qu'en prescrivant la construction des asiles, ils
organisaient des sortes de léproseries et de maisons mal fa-
mées. L'asile, cela vaut moins que l'hôpital, que l'hospice à

quartiers séparés comme Bicêtre ou la Salpétrière, dont le malade, du moins, peut franchir la porte sans qu'il en résulte une tare pour lui et sa famille. Mais je n'ignore pas que le moment n'est pas proche où l'assistance aux indigents sera assez générale, les hôpitaux et les hospices assez nombreux pour que les malheureux atteints de maladies mentales puissent y trouver place, à côté, sinon au milieu des autres malades ou infirmes. Et je me tiendrais pour satisfait, confiant dans l'avenir, si je voyais se dessiner simplement une orientation dans ce sens.

Au demeurant, à défaut d'hôpital et d'hospice, l'asile vaut mieux que rien. Au moins, efforçons-nous de faire qu'il se rapproche de l'hôpital et de l'hospice plus que de la prison. Les médecins, par le no-restreint, par la suppression de la camisole et de la cellule, par l'alitement, s'y sont employés, et voilà que le législateur nous menace d'un mouvement en sens inverse. Si le Sénat commet la faute, l'impardonnable faute, de voter le projet qu'on lui propose, tel qu'on le lui propose, l'asile se sera rapproché de la prison.

Mon premier grief, mon gros grief contre ce projet, c'est qu'il admet pour tous les malades — sauf, je ne l'oublie point, tout au début du traitement — l'intervention de la magistrature et d'une décision judiciaire.

Je me hâte d'établir ici des distinctions nécessaires. La loi de 1838 remet à l'administration et au médecin le pouvoir, à mon sens exorbitant, de décider de l'opportunité de l'internement ou de la libération des aliénés délinquants ou criminels. J'estime qu'en cela elle a méconnu les principes de notre droit public. C'est à la magistrature qu'incombe la mission de prendre les mesures destinées à protéger la société ; le médecin ne doit, il me semble, intervenir dans l'espèce que pour éclairer les magistrats. J'approuve donc sans réserves l'article 22 du projet, qui restitue au tribunal le droit de décider si un malade délinquant, et délinquant de par sa maladie (je préfère, je le dis en passant, cette formule à celle d'irresponsable, qui soulève bien des critiques), si le malade délinquant doit ou non être interné dans un établissement public ou bien dans un asile ou quartier de sûreté. L'article dit : être interné *définitivement* ; il serait mieux, qu'on me permette cette remarque, de dire : être interné *jusqu'à nouvel ordre*, car il est possible que le malade guérisse et cesse d'être dangereux.

J'admets encore, et je la crois utile, l'intervention de la magistrature pour imposer un internement nécessaire à cette catégorie d'aliénés qui, inconscients de leur maladie, refusent d'accepter un isolement indispensable et protestent d'une façon formelle, continue et cohérente, contre cet isolement. Je l'admets parce que la magistrature, aussi bien quand il s'agit d'un intérêt individuel que d'un intérêt social, me paraît avoir seule le droit de contraindre un malade qui ne veut pas s'y soumettre, à une réclusion qui, pour être médicale, n'en est pas moins une réclusion. Je l'admets encore dans ce cas, parce que si un internement arbitraire était possible, c'est dans le groupe des pensionnaires d'asile dont je parle qu'on rencontrerait les victimes des séquestrations injustifiables ; on ne peut, en effet, supposer un homme non malade, claustré dans une intention coupable, qui ne proteste, suivant les termes dont je me suis plus haut servi, d'une façon continue, formelle et cohérente. Mais les psychopathes de cet ordre ne constituent, il ne faut pas l'oublier, qu'une exception.

A côté d'eux il y a la masse des confus, des paralytiques généraux, des mélancoliques, des déments précoces, des maniaques même, dont la maladie saute aux yeux des personnes les plus étrangères aux finesses de la pathologie mentale, qui ne protestent pas contre leur internement, ou qui ne protestent qu'accidentellement, épisodiquement, comme le font certains malades des hôpitaux ordinaires que nous n'avons pourtant nul scrupule d'y maintenir quand leur santé l'exige.

Or, à ces malades, qui sont le très grand nombre, le projet du Sénat, comme celui de la Chambre, impose les formalités les plus vexatoires et les plus odieuses. On devine qu'au Parlement, on n'a été hanté que par une seule préoccupation, bien chimérique préoccupation, j'ose l'affirmer, celle de multiplier les garanties contre les internements arbitraires ; on n'a eu en vue que les bien portants ; on n'a pas songé une minute aux malades eux-mêmes. En vain pour faire accroire qu'il en était autrement, on a multiplié les déclarations susceptibles de faire illusion : « A quoi tend, en somme, la loi nouvelle? écrit M. Dubief, rapporteur de la loi à la Chambre, dans son livre sur le Régime des aliénés. D'abord à ne voir dans l'aliéné qu'un malade; à faire tomber le préjugé fâcheux et absurde qui fait de l'aliénation mentale une tare autre que celle de la tuberculose, du cancer ou de la syphilis; en rapprochant l'hospitalisation des fous de celle de tous les autres malades... »

Fort bien! Mais nous allons voir comment on propose de s'y prendre pour réaliser cette œuvre louable.

Voici un mélancolique. Depuis quelques semaines il est triste, anxieux, s'accuse de méfaits chimériques, s'alimente mal ou pas, est hanté d'idées de suicide; qu'il soit pauvre ou qu'il soit riche, il est impossible de le garder à la maison : il faut, comme on dit, le placer. C'est un accès qui va durer plus ou moins longtemps, trois, six, douze ou quinze mois, mais dont le malade sortira guéri et capable de reprendre ses occupations. Le traitement et la surveillance attentive que nécessite son état, ne sont pas incompatibles avec la discrétion désirable pour le malade, pour son avenir, pour sa famille, à moins que la loi se fasse l'indiscrète. Or, voici (article 7 du projet sénatorial) les pièces et formalités qu'on va exiger du malheureux pour le recevoir à l'asile ou à la maison de santé : 1° un certificat médical. Soit. Mais ce certificat, qu'exige déjà la loi de 38, en ne demandant, ce qui est naturel, que la légalisation de la signature du médecin, si celle-ci n'est pas connue du directeur de l'établissement, ce certificat devra être, sauf urgence, visé par le maire, le juge de paix ou le commissaire de police. Voilà donc un fonctionnaire initié à l'infortune de notre pauvre mélancolique; si cela se passe dans une grande ville, ce ne sera pas très grave; mais si c'est à Landerneau? Et pourquoi exiger qu'un magistrat municipal soit d'emblée mis au courant d'une affection que ni le malade, ni la famille n'ont intérêt à rendre publique? « Afin, dit M. Dubief, de donner cette garantie première qu'il ne sera plus possible d'enlever un malade sans même que la famille le sache. » Grand merci pour la garantie première! Voyons les autres.

Dans les vingt-quatre heures qui suivent l'entrée du malade, le directeur de l'établissement avise : 1º le préfet du département; 2º le Procureur de la République dans le ressort duquel l'établissement est situé; 3º le Procureur de la République dans le ressort duquel se trouve le domicile du malade. Je n'ignore pas que ces prescriptions figurent déjà dans la loi de 1838 : et comme on ne songe guère à atténuer ce que celle-là peut avoir d'excessif et de vexatoire, je serais mal venu à protester contre l'une des formalités qu'elle édicte. Cependant je ne saurais taire les grands inconvénients, démontrés par la pratique, de l'avis donné au Procureur de la République du domicile. Suivez notre mélancolique : il a quelques ressources; pour ne pas compromettre son avenir, sa famille décide de le conduire dans une maison de santé éloignée de son arrondissement. Vaine précaution : le procureur de la petite ville est avisé sans délai par son collègue. Certes, il est respectueux du secret professionnel! Mais dans les cabinets de procureur de province, comme dans ceux des juges d'instruction de Paris, il y a des fissures, et toute la sous-préfecture ne tarde pas à savoir que notre malade est à Paris, à Lyon ou à Bordeaux dans une maison de santé; son patron, car je le suppose employé, se hâte de prendre les dispositions pour le remplacer définitivement. Nouveau résultat de la loi protectrice.

Poursuivons : ici le projet de revision innove. L'article 7, dit M. Paul Strauss, renferme une disposition d'une importance extrême. Je suis de l'avis de M. Strauss ; l'importance de la disposition en question est extrême à ce point qu'elle suffirait, à mon avis, si elle était adoptée, à vicier radicalement la loi, qui, par ailleurs, contient de bons articles, je me plais à le proclamer. Cette disposition pose le principe de l'intervention judiciaire pour tout placement définitif; définitif est pris ici dans le sens opposé à provisoire et ne signifie pas « placement qui n'aura pas de terme ». Donc « le Procureur de la République, qui a l'établissement dans son ressort, saisit le tribunal du placement provisoire dont il est avisé. Le tribunal saisi a seul qualité pour rendre le placement définitif : il prend à cet effet une décision en chambre du conseil et basée sur les certificats médicaux délivrés par le médecin de l'asile, au cours d'une période d'observation qui ne doit pas dépasser six mois. »

Notre mélancolique est dans l'établissement depuis plus de cinq mois : le médecin, escomptant une guérison, posssible d'un moment à l'autre en pareil cas, a sagement temporisé avant de requérir un placement définitif. Mais le voilà acculé à le faire par la loi. Le malade guérira dans deux, trois mois ; cela importe peu : le tribunal intervient et consacre, par une décision judiciaire, la qualité, jusque-là provisoire, de notre malade, de pensionnaire « définitif » d'une maison de « fous ».

Pour qui regardera les choses du point de vue purement juridique, l'inconvénient paraîtra mince. Mais pour qui sait les légitimes préventions des malades et de leur famille, le souci qu'ils ont d'éviter la tare que comporte l'entrée dans une maison spéciale, dont la nature implique pour ceux qui s'y font admettre une sorte de déchéance et de déclassement définitif, il est aisé d'entrevoir tout ce qu'il y aura de blessant dans la formalité judiciaire qui constituera une consécration officielle de ce déclassement. Alors que les familles s'efforcent actuellement d'éviter les formalités, relativement réduites, de la loi de 1838, à plus forte raison chercheront-elles à se soustraire à ce jugement humiliant qui, à quelques égards, rappellera ceux qui ouvrent l'entrée des prisons.

Ni la Chambre, ni la commission du Sénat n'y ont pris garde. Dans leur souci de protéger les bien portants contre un péril imaginaire de séquestration arbitraire, elles ont perdu de vue l'intérêt des malades. Les parlementaires ont ignoré que quelques-uns d'entr'eux seraient aujourd'hui injustement, mais complétement disqualifiés si la loi qu'ils préparent eût existé au moment où les troubles cérébraux transitoires dont ils ont éié atteints, et qu'on a pu dissimuler, ont nécessité des soins.

On nous dit que l'intervention de la magistrature, non seulement dans les cas exceptionnels des deux premières catégories dont j'ai parlé et où je la crois légitime, mais dans tous, est *unanimement* acceptée.

Je ne puis pas ne pas m'élever contre une pareille affirmation. Cette unanimité, du moins, ne comprend pas les mé-

decins, parmi lesquels se sont déjà produites des protestations
que je me permets d'accentuer ici. On devine que le projet
adopté par la Chambre et celui de la commission du Sénat
ont été — encore que Sénat et Chambre comptent parmi leurs
membres beaucoup de médecins — on devine, dis-je, que
ces projets ont été inspirés par une conception théorique et
fausse des malades atteints de psychopathies. J'aime mieux
l'attribuer à l'ignorance des distinctions cliniques, excusable
chez les législateurs, qu'à un manque d'humanité.

J'approuve la commission du Sénat quand, à la différence
de ce qu'autorise la loi de 1838, manifestement défectueuse
sur ce point, elle admet que le malade puisse lui-même,
sans l'intervention d'une tierce personne, demander son
admission dans un asile. C'est fort bien. L'article ajoute
qu'avis du placement volontaire sera donné au préfet ou au
procureur de la République. « Mais, dit le rapporteur, il n'y
a pas lieu d'aller au delà et d'exposer les malades à des indiscrétions fâcheuses qui ne tarderaient pas à les éloigner
des établissements. » Comment notre éminent collègue,
M. Strauss, n'a-t-il pas vu que ce commentaire de l'article 9
constitue la critique sévère des formalités prescrites à l'article 7? Il réserve aux malades placés sur demande « les
indiscrétions fâcheuses » susceptibles de les éloigner des
maisons de santé et des asiles. C'est faire ressortir les inconvénients — je ne veux pas dire l'odieux — de ces formalités.

J'arrive à l'article 10 qui vise les psychopathes soignés
dans leur famille. Je n'ignore pas que les tribunaux ont eu
plus d'une fois à sévir contre des cas révoltants de séquestration à domicile. Les malheureuses victimes de l'égoïsme
et de la cruauté familiales sont d'ordinaire des enfants
arriérés ou idiots, des vieillards affaiblis ou déments. L'opinion publique s'indigne justement contre les actes de bar-
barie de certains parents dénaturés et il est légitime que l'on
se préoccupe des moyens de les prévenir. Mais en tout la
mesure est nécessaire, et le mal serait pire que le remède si
les moyens préventifs imaginés pour empêcher le retour de
traitements odieux, qui au demeurant sont rares, devaient
constituer une surveillance inutilement tyrannique de nombreux milieux familiaux, d'autant plus dignes d'être res-

pectés que le malheur y est entré. Or, le projet décide que chaque fois qu'un malade sera soigné chez lui, c'est-à-dire au domicile familial, passé six mois, l'autorité y fera son entrée ; le conjoint, parent ou tuteur, devra aviser le Procureur de la République et lui fournir un rapport sur l'état du malade. J'avoue que je ne vois pas sans appréhension cette menace d'une surveillance humiliante. Qui de nous ne partagerait ce sentiment en se rappelant les efforts et les sacrifices touchants dont nous sommes quotidiennement les témoins : l'abnégation d'une mère, d'une fille ou d'une épouse se consacrant pendant des mois et des mois à entourer de sa sollicitude une fille aboulique et obsédée, un fils dément précoce, un mari paralytique général, une mère mélancolique, s'attachant avec une admirable persévérance à défendre contre la maison de santé, dans la discrétion jusqu'ici respectée du home, ces êtres chers dont ils ont l'illusion de dissimuler ainsi l'infortune. Désormais l'homme de loi pénétrera dans le sanctuaire inviolé. C'est grave. Etes-vous sûrs que les avantages compenseront les gros inconvénients de votre disposition législative? Ceux qu'elle atteindra seront ceux qui sont respectueux de la loi et dont on n'a guère à redouter qu'ils se livrent à la séquestration à domicile ? Les autres ne trouveront-ils pas le moyen de s'y soustraire ? Je crois cette disposition vexatoire et inefficace. On ne se contente pas de punir, on présume le délit. C'est traiter les malades et leur famille plus mal que les apaches, qu'on ne place qu'après condamnation, c'est-à-dire après le délit, sous la surveillance de la haute police. Je m'indigne comme la commission du Sénat (est-il besoin de le dire ?) contre les mauvais traitements et le manque de soins que subissent quelquefois, dans leur triste milieu, quelques malheureux malades. Mais ce ne sont pas tous des aliénés; je ne sais pas même si ce sont le plus souvent des aliénés. Il me semble que pour surveiller quelques-uns et empêcher des actes regrettables, il y a, ne fût-ce que par le concours de la police instruite par la voix publique, d'autres moyens que ceux qu'on préconise. Ne va-t-on pas prendre un marteau pilon pour écraser une mouche, quitte, avec cet engin formidable, à blesser bien des gens ?

Que si, pour échapper aux formalités vexatoires qui attendent les malades au domicile privé comme à la maison de santé, les familles (cela arrive souvent, même aujourd'hui), songent à l'exode vers un établissement de l'étranger, il leur faudra renoncer aussi à ce moyen d'entourer de discrétion leur infortune. La vigilance de la Chambre et de la commission du Sénat a tout prévu. Article 12 : « Nul ne peut être conduit à l'étranger pour être placé dans un établissement recevant des aliénés, sans que la déclaration en ait été faite, avant le départ, au procureur de la République du domicile du malade; cette déclaration devra être accompagnée du rapport médical circonstancié prescrit par l'article 7. Tout Français qui, à l'étranger, provoque le placement d'un Français dans un établissement recevant des aliénés, est tenu de faire, dans le délai d'un mois à partir du placement, la déclaration de ce placement au procureur de la République du dernier domicile en France du malade. »

On ne peut pas mieux protéger les gens que ne le fait le projet de loi. Mais vraiment, n'est-ce pas le cas de s'écrier : trop de sollicitude ! Je vois bien le mal que cette loi ferait, les sentiments respectables qu'elle blesserait, les humiliations qu'elle imposerait à des malades et à des familles dûrement frappées. Je ne vois pas ce qui légitime des mesures aussi draconiennes. S'il y a des faits, qu'on les apporte ; mais qu'on ne s'imagine pas que pourraient tenir lieu d'arguments quelques périodes sonores sur les dangers courus par la liberté individuelle, quelques phrases archaïques sur les cabanons — qui n'existent plus — et les bastilles modernes dont on propose de mieux fermer les portes au moment même qu'on dit vouloir les détruire.

Ce n'est pas dans cette direction qu'oriente l'esprit de progrès. Il exige qu'après avoir restitué à la magistrature ce qui lui appartient et n'appartient qu'à elle, nous nous efforcions de tenir aussi largement ouvertes qu'il est possible l'entrée et la sortie des asiles, que nous transformions ces derniers en hôpitaux ou hospices, où les mesures légales seraient appliquées individuellement suivant les exigences de chaque cas, mais non indistinctement et souvent sans nécessité à tous ceux qui en franchiraient le seuil. Pour parer aux abus — qu'il est aussi sage de tenir pour possibles qu'il serait regrettable de s'en inspirer comme s'ils devaient être la règle — des inspections des maisons de malades régulières, fréquentes, effectives, par une commission de deux membres, associant la double compétence juridique et médicale, auraient, j'en suis convaincu, toute l'efficacité désirable. Ainsi seraient à la fois sauvegardée la liberté des bien portants, qu'on prétend menacée, et ménagés les intérêts des malades et de leur famille. La responsabilité des directeurs de maisons de santé, avec les sanctions sévères qu'ils encourraient en cas d'atteinte flagrante à la liberté individuelle, suffirait à tout sans léser personne.

Je sais bien qu'il peut paraître chimérique de prétendre relâcher les prescriptions de la loi de 1838 à l'heure même où on parle de toutes parts de les resserrer. N'accusera-t-on pas de visées paradoxales ceux qui songent à transformer en maisons ouvertes ces léproseries modernes que sont nos asiles actuels ? Peut- être. Mais on en a dit autant de ceux qui ont parlé de supprimer les moyens de contrainte, et de ceux aussi qui ont préconisé l'alitement. Pourtant les moyens de contrainte n'existent plus et l'alitement fonctionne dans tous les asiles qui se respectent.

Sans regarder trop loin dans l'avenir, sans exiger de la commission du Sénat qu'elle s'avance plus vite qu'elle ne le peut faire dans la voie du progrès, je lui demande simplement de ne pas lui tourner le dos en maintenant les regrettables aggravations que j'ai signalées et qu'elle propose d'introduire dans la loi actuellement en vigueur.

Messieurs, j'ai critiqué le projet de revision de la commission du Sénat sans aucun parti pris. Je me plais à rendre hommage à certaines des dispositions de ce projet, à celles notamment qui visent les aliénés dits criminels et la création d'asiles de sûreté. Si je n'avais craint d'abuser des moments de l'Académie, j'aurais présenté quelques observations à leur sujet, mais j'aurais surtout montré qu'elles marquent un progrès sur la loi de 1838. Toutefois, quel qu'ait été mon désir de louer les intentions des législateurs, je ne pouvais pas ne pas dire avec franchise quels sont les points sur lesquels ils me paraissent faire fausse route, alors surtout que le mal n'est pas définitivement consommé, et qu'il dépend du Sénat de réformer, en ce qu'elle a de défectueux, l'œuvre de la Chambre et de sa commission. Or, que le Sénat y prenne garde : si les observations que j'ai présentées sont fondées, la loi qu'on lui propose ne rajeunit pas l'ancienne, comme on l'a dit; elle la vieillit.

Ce ne sera pas une loi de *progrès*, mais une loi de *recul*.

Ce ne sera pas une loi *médicale*, mais une loi *policière*.

Ce sera par surcroit une loi *antidémocratique*, car les riches trouveront peut-être le moyen d'échapper à certaines de ses rigueurs, les pauvres non.

Pour la justifier on a invoqué le vœu de l'opinion publique. Que les parlementaires s'occupent de donner à celle-ci satisfaction, c'est dans quelque mesure leur devoir. Mais les médecins n'ont pas les mêmes raisons d'en tenir compte, ils doivent regarder avant tout de quel côté est l'intérêt des malades, de la masse des malades. Ils savent qu'on prête souvent à l'opinion des soucis qu'elle n'a pas, que d'ailleurs elle est singulièrement changeante, qu'elle est à la merci d'un fait divers, plus ou moins bien rapporté par la presse, qui se pique plus de célérité que d'exactitude, que suivant les incidents du jour, elle est pusillanime ou féroce, que tantôt elle s'exalte pour la liberté individuelle, tantôt pour la sécurité sociale.

Qu'on arrive à l'émouvoir en agitant devant elle le spectre, d'ailleurs illusoire, comme le sont d'ordinaire les spectres, des séquestrations arbitraires, ce n'est pas impossible; mais le Sénat aurait peut-être tort de perdre de vue que si les mesures que sa commission propose étaient adoptées, l'opinion, variable de sa nature, pourrait bien faire volte-face et s'élever avec une indignation qu'on ne pourrait pas ne pas trouver légitime, contre les dispositions vexatoires et inhumaines dont l'Académie, et particulièrement notre excellent collègue M. Strauss, m'excuseront d'avoir fait la critique.

Paris. — Imp. R. TANCRÈDE, 15, rue de Verneuil.